LES PANSEMENTS MODERNES

CONFÉRENCE

Faite le 18 Mai 1888

AU SIÈGE DE L'ASSOCIATION DES DAMES FRANÇAISES

PAR

le Dr Alphonse GUÉRIN,

Ancien chirurgien de l'Hôtel-Dieu de Paris, Ancien Président de l'Académie de Médec
Commandeur de la Légion d'honneur.

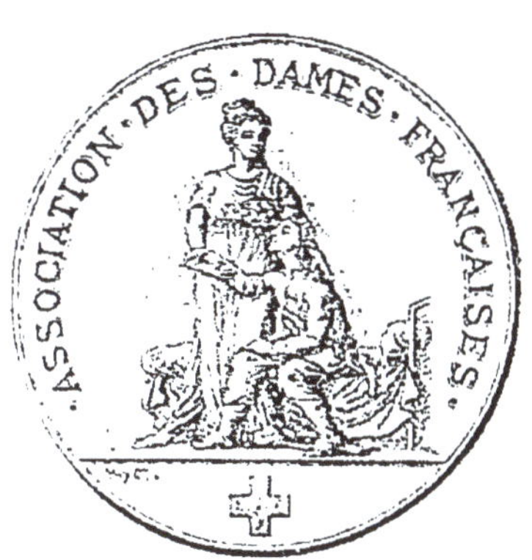

ASSOCIATION DES DAMES FRANÇAISES

SECOURS AUX MILITAIRES BLESSÉS EN CAS DE GUERRE

AUX CIVILS EN CAS DE CALAMITÉS PUBLIQUES.

24, Boulevard des Capucines, 24

RENSEIGNEMENTS

Pour devenir Membre de l'Association, il suffit de payer une cotisation annuelle de 10 fr. ou 20 fr. qu'on versera au Secrétariat, 24, boulevard des Capucines, contre un reçu détaché d'un registre à souches.

BIBLIOGRAPHIE.

1° *Sociétés et appareils de Secours aux blessés militaires*, avec de nombreuses figures et planches, par le Dr GRUBY, membre du Conseil de l'Association.

2° *L'Ecole des Garde-Malades et des Ambulancières*, par les Pro fesseurs de cette École. Cet ouvrage utile à toutes les mères de famille, contient un abrégé d'anatomie humaine, des notions d'hygiène, le premiers soins à donner aux blessés, les soins généraux à donner aux malades, aux nouveaux-nés, aux femmes en couches, aux vieillards, l'art de pratiquer les pansements et les bandages, de préparer les médicaments usuels, etc.

Prix 5 fr. au Siège de l'Association.

3° *Conférences sur le Choléra*, par le Dr DUCHAUSSOY. *Prix :* **0 fr. 50**.

4° Grand nombre de Conférences et de Comptes rendus annuels, par les Présidents des Comités.

5° Conférence faite à l'Hôtel Continental en 1887, par M. JULES SIMON, de l'Académie française. *Prix :* **0 fr. 50**.

6° Conférence de M. FRANCK, de l'Institut, sur *le Rôle de la Femme dans les Sociétés modernes*. *Prix :* **0 fr. 50**.

7° Conférence de Mme Coralie CAHEN, *Souvenirs de la guerre de 1870-1871*. *Prix :* **0 fr. 50**.

LES

PANSEMENTS MODERNES

CONFÉRENCE

Faite le 18 Mai 1888

AU SIÈGE DE L'ASSOCIATION DES DAMES FRANÇAISES

PAR

le Dr Alphonse GUÉRIN,

Ancien chirurgien de l'Hôtel-Dieu de Paris. Ancien Président de l'Académie de Médecine,
Commandeur de la Légion d'honneur.

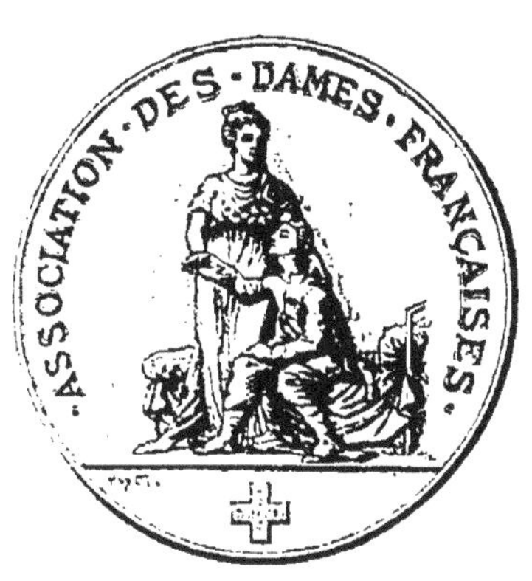

ASSOCIATION DES DAMES FRANÇAISES

SECOURS AUX MILITAIRES BLESSÉS EN CAS DE GUERRE

AUX CIVILS EN CAS DE CALAMITÉS PUBLIQUES.

24, Boulevard des Capucines, 24

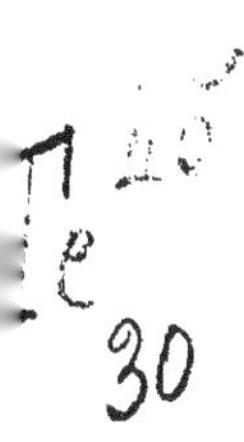

LES
PANSEMENTS MODERNES

CONFÉRENCE

faite, à l'Association des Dames françaises, le 18 Mai 1888

Par le Dr Alphonse GUÉRIN,

Ancien Chirurgien de l'Hôtel-Dieu de Paris, Ancien Président de l'Académie de Médecine,
Commandeur de la Légion d'honneur.

Il y a huit jours, j'étais venu ici pour entendre une Conférence dans laquelle un philosophe éminent nous parlait du rôle des femmes dans la Société. J'avais espéré trouver le diapason qui me donnerait le ton d'un enseignement tout nouveau pour moi. Je reconnus bientôt que je m'étais trompé, en entendant M. Franck vous faire, dans un langage élevé, l'histoire de la femme dans l'antiquité et dans les sociétés modernes ; une pareille éloquence n'a rien à faire dans la doctrine des pansements. J'en fus néanmoins, effrayé.

Si j'avais pu être rassuré, je l'aurais été par l'énumération de vos vertus dont l'indulgence n'est pas la moindre, et par votre bonté qui vous donne des droits plus indiscutables que ceux que l'on voudrait édicter dans un Code.

Si je ne savais pas ce qu'il y a de charité dans mon auditoire, j'aurais renoncé à prendre la parole aujourd'hui pour vous entretenir de la question très prosaïque des *pansements modernes*. Votre bienveillance m'est d'autant plus nécessaire, que j'aurai à vous parler de mes travaux. C'est une obligation à laquelle je ne peux pas me soustraire.

Si j'avais été étranger à la rénovation de la chirurgie, le fondateur de votre Société ne m'eût pas imposé la question des *pansements modernes*, il aurait pu s'adresser à des maîtres dans l'art de bien dire pour vous initier aux découvertes qui permettent aux chirurgiens de pratiquer avec sécurité et sans crainte les opérations que les opérateurs les plus habiles n'osèrent pas tenter, tant que l'on ignora la cause des accidents auxquels les opérés succombaient.

Avant d'entrer dans le cœur du sujet de cette Conférence, je ne peux pas me dispenser de vous parler de ces accidents.

Les deux principaux sont: l'*érysipèle* et l'*infection purulente*.

Avant que j'eusse prouvé que ce sont les corpuscules animés de l'air qui les engendrent, on disait que l'érysipèle est une simple inflammation des vaisseaux lymphatiques. Avec cette doctrine, la thérapeutique s'imposait.

Immédiatement, on faisait une application de sangsues, qui aggravait la maladie, au lieu de l'enrayer. Dès le soir même, le malade allait plus mal; le lendemain, son état était beaucoup plus grave, et, en général, il ne tardait pas à succomber.

Pour l'infection purulente, c'était encore plus grave; on disait alors que c'était une inflammation des veines; or, dans ce temps là, dire inflammation c'était reconnaître la nécessité de tirer du sang. On traitait donc également cette inflammation des veines par une application de sangsues, ce qui affaiblissait considérablement le malade, et, si le blessé résistait parfois à l'érysipèle, il ne résistait jamais à l'infection purulente, — tout homme affecté d'infection purulente pouvait être considéré comme un homme mort. Bien des fois, étant élève, j'avais gémi sur le sort de ces malheureux blessés et je me demandais si vraiment cette théorie de l'inflammation était bien fondée, aussi bien pour l'érysipèle que pour l'infection purulente, et s'il n'y avait pas autre chose à faire. Les résultats thérapeutiques obtenus me paraissaient établir jusqu'à l'évidence qu'on avait affaire là à autre chose qu'à une inflammation simple. J'eus alors la pensée qu'il s'agissait peut-être, dans ces deux cas, d'un empoisonnement analogue à celui des marais. Vous savez toutes, Mesdames, qu'il y a, dans les pays marécageux, des émanations du sol qui engendrent les fièvres intermittentes; j'eus bientôt la conviction qu'il devait se produire, pour les blessés, un phénomène du même genre. Je me disais: les fièvres intermittentes sont engendrées par des macérations de plantes, les macérations de chair animale doivent engendrer l'infection purulente.

Cette opinion, je dois le dire, n'eut pas un grand retentissement. Je me suis reproché, quelquefois, et je me reproche encore un peu de n'avoir pas, à cette époque, sonné un peu de la trompette sans laquelle la renommée manque aux découvertes ; mais j'ai le malheur de n'être pas musicien (*Rires*).

Mon idée avait passé presque inaperçue ; quelques-uns de mes élèves l'adoptèrent plus tard, quand je devins chirurgien des hôpitaux, mais je dois reconnaître qu'elle était restée stérile, et cela se conçoit.

A cette époque, les miasmes, qui n'étaient pour tout le monde, ni tangibles ni visibles, étaient quelque chose de tellement subtil qu'il paraissait impossible d'en garantir les malades, et on se bornait à dire : « Il faut de l'air, il faut ventiler les salles. » Or, je crois, quant à moi, que l'on faisait tout le contraire de ce qu'il faut. Je ne suis pas, en effet, convaincu que tant de ventilation soit nécessaire ; je crois même qu'elle est souvent nuisible, et je vous dirai pourquoi dans un instant.

Ayant vu mourir presque tous les blessés que l'on soignait par les sangsues et la saignée, j'étais donc arrivé à penser qu'ils étaient empoisonnés par les émanations miasmatiques qui infectaient les salles où les blessés étaient rassemblés, et par la corruption du pus qui en était la conséquence.

L'air de ces salles étant corrompu, déposait sur les plaies un produit que j'appelais *miasme*, (ignorant sa substance), qui, pénétrant dans les veines, y produisait du pus d'une nature septique. Ces miasmes, qui émanaient d'une plaie, se répandaient dans l'atmosphère, empoisonnant tous les blessés du voisinage. Le pus devenu poison tuait le blessé, et son contact avec la plaie d'un autre malade transmettait, en outre, la maladie septique. J'espère que vous me comprendrez. Je dis que la plaie est empoisonnée par les microbes de l'air et que le pus devient un agent de transmission de l'infection, soit directement, soit par l'intermédiaire de l'air, la plaie et le sang subissent la même influence.

J'avais toujours, dans mon enseignement à l'hôpital, soutenu cette doctrine de la contagion et de l'empoisonnement des plaies par l'air contaminé. Mais jusqu'en 1870, ignorant la nature intime des miasmes, je n'avais rien fait de plus que les autres chirurgiens pour prévenir sûrement l'érysipèle et l'infection purulente. A cette époque, nous n'avions pas seulement la douleur de voir notre pays envahi, nous autres chirurgiens, nous avions le chagrin de voir mourir tous les malades qui avaient été opérés.

Pour vous donner une idée de nos calamités, il me suffira de vous dire qu'il y avait alors un chirurgien dont le nom était populaire, et dont la popularité était due à une habileté pratique à laquelle tout le monde rendait hommage. Cet habile chirurgien qui s'appelait Nélaton, dirigeait une grande ambulance établie au grand hôtel, dans des conditions inusitées de confort et de luxe. 70 malades y furent opérés et pas un ne guérit.

A force de méditations et de désespérantes pensées, j'arrivai à me demander si les miasmes que j'avais cru impalpables, ne devaient pas leur influence nocive à des corpuscules que M. Pasteur avait découverts, et qu'il avait comparés à la levure de bière. Dans mes nuits d'insomnie, j'y pensais sans cesse. Peut-être, me disais-je, n'est-ce qu'un rêve que l'expérience dissipera.

Nous étions arrivés a la fin de janvier 1870 ; 2 blessés me furent apportés à l'hôpital militaire Saint-Martin. Comment les soustraire à l'action des poussières de l'air ?

M. Pasteur qui, à cette époque, était absolument étranger aux plus simples notions médicales, bien qu'étant un savant de génie, avait démontré que l'air est filtré par la ouate qui garde dans ses fibrilles tout ce qui n'est pas le gaz atmosphérique. C'est à ce filtrage de l'air que je pensai pour préserver les blessés.

Si vous voulez avoir une idée de toutes les impuretés contenues dans l'air, fermez les volets d'une chambre et arrangez-vous pour qu'un rayon de soleil arrive dans l'obscurité. Vous y verrez des millions de corpuscules que l'œil nu ne distingue pas entre eux, mais parmi lesquels il y en a qui ressemblent à ce qui constitue le ferment de la bière.

Eh bien ! Ce sont ces corpuscules là qui doivent empoisonner les blessés. J'étais arrivé à cette conclusion par une sorte d'intuition. Les deux blessés que l'on venait d'apporter dans mes salles me servirent à démontrer que le désespoir m'avait bien inspiré.

Je résolus de filtrer l'air et de faire en sorte qu'il n'arrivât sur les plaies que dépouillé de toutes ses impuretés. Mais comment filtrer l'air ?

Je me souvins que M. Burggrœve, médecin belge à qui je me suis toujours plu à rendre justice, bien qu'il n'ait jamais manqué une occasion de m'attaquer, (*Rires*) nous avait appris à faire la compression élastique avec la ouate. Je compris de suite que par cette compression, j'arriverais à appliquer la ouate assez exactement sur les parties voisines de la plaie, pour m'opposer au passage des poussières sur les limites du pansement.

Ayant donc lavé avec une solution d'acide phénique les plaies de mes amputés, car c'étaient des amputés (l'un de cuisse, l'autre de jambe) je les couvris d'une couche de ouate assez épaisse pour que je pusse exercer de toutes mes forces la compression qui était indispensable. De ces deux blessés, l'un était déjà infecté, quand je l'opérai, il mourut. Le second guérit rapidement.

La compression que l'on pratique avec de la ouate et des bandes a une influence incontestable sur la guérison des blessés. J'insisterai bientôt sur la circulation dans les tissus ainsi comprimés.

Avant M. Burggrœve, d'autres chirurgiens avaient compris le parti que l'on peut en tirer, mais ils l'avaient fait d'une manière violente. Si vous vouliez la pratiquer autrement, gardez-vous surtout d'employer des liens de caoutchouc. Vous n'avez pas une idée de la force du caoutchouc vulcanisé : une mère ayant mis un cordon de caoutchouc autour de la tète de son enfant, pour maintenir sa chevelure, s'aperçut un jour que non seulement le cuir chevelu avait été coupé, mais que le lien était entré dans les os du crâne.

La guerre franco-allemande étant terminée, il semblait que je ne trouverais pas l'occasion d'appliquer le pansement pour filtrer l'air, lorsque l'insurrection du 18 mars apporta dans mon service des blessés en grand nombre. Je leur appliquai mon pansement, qui est maintenant connu sous le nom de *pansement ouaté*, dénomination insuffisante pour rappeler son rôle thérapeutique et physiologique. Les résultats inespérés que j'obtins émerveillèrent mes collègues des hôpitaux qui virent dans mes salles 19 blessés ayant subi, tous, de grandes amputations, et parfaitement guéris.

Je me souviens que M. Larrey, remarquant l'air heureux des blessés, qui ne ressentaient aucune douleur sous le pansement, me disait que je n'avais pas l'air d'être dans une salle d'hôpital : « Tous vos malades, ajoutait-il, paraissent heureux et semblent ne pas souffrir ! » — Je vous dirai, bientôt, un mot de l'influence qu'exerce ce pansement sur la sensibilité.

Pour moi, la démonstration de ma doctrine de la génèse des accidents auxquels succombaient les blessés était faite ; mais cela ne suffisait pas, il fallait convaincre ceux qui ne viendraient pas visiter mon service.

A cette époque là on discutait précisément à l'Académie cette question de l'empoisonnement des blessés et un de mes excellents amis, le Prof. Würtz, dont j'étais le collègue au Conseil supérieur de l'Assistance publique, suivait nos discussions avec intérêt.

Je lui demandai s'il connaissait un chimiste, un micrographe qui pût contrôler les idées que j'avais émises ; je pensais que la démonstration ne serait complète que lorsque, avec le microscope, on aurait constaté l'existence de nombreux vibrions dans le pus des blessés soumis aux pansements ordinaires, tandis que l'on ne devait rencontrer rien de semblable dans le pus de mes malades, lequel devait être un liquide aussi pur que ceux sur lesquels Pasteur avait fait ses expériences. Würtz avait de l'amitié pour moi — pas autant, peut-être, que j'en avais pour lui — il ne pouvait me donner qu'un bon conseil.

Il m'engagea, d'abord, à m'adresser à Sainte Claire Deville, puis il réfléchit et me dit: « Il faut aller trouver Pasteur; il vient, malheureusement, d'être frappé d'apoplexie, mais c'est l'homme qu'il vous faut; il a une grande autorité dans la science et il vous guidera sûrement. » Je dus attendre quelque temps, puis j'allai trouver M. Pasteur. Il écouta ma communication avec intérêt et cela se comprend : il avait été le premier à voir les corpuscules animés de l'air, le premier à penser que la fermentation n'était pas une opération purement chimique, mais le résultat de l'action d'un agent vivant comparable aux ferments de la bière, — et moi je venais lui dire: « Ces agents que vous avez découverts ne produisent pas seulement la fermentation, ils empoisonnent aussi les blessés. » — Où pourrai-je voir cela, me dit-il? — Dans mon service, lui répondis-je. » Il vint alors à l'Hôtel-Dieu dont j'étais devenu chirurgien, et assisté de M. Gayon, son préparateur, il suivit assidûment mes visites, examinant le pus de mes malades et celui des blessés non soumis à mon pansement. Il ne tarda pas à être convaincu ; seulement, lorsque l'Académie des sciences me donna le prix Monthyon, il réclamait des expériences de laboratoire pour confirmer la théorie qui, pour lui, n'était pas encore suffisamment démontrée.

Je crois, pourtant, que l'expérience clinique faite au lit du malade, lorsqu'elle ressemble à une expérience de physique, vaut bien celles que l'on fait dans un laboratoire. Dans un laboratoire, comme au lit des malades, l'expérimentateur peut commettre une erreur. Sous la cloche de la machine pneumatique, par exemple, ne peut-il pas arriver que la machine ne fonctionne pas exactement? A l'hôpital, il peut se faire aussi que, si le pansement ne remplit pas toutes les conditions d'une application scientifique, le malade succombe, et qu'il y ait dans son sang des corpuscules animés. Cela est arrivé plus d'une fois à des chirurgiens qui, au début de leur pratique, n'avaient pas fait scrupuleusement ce que je conseille.

Vous voyez, Mesdames, que dans cette circonstance, comme dans beaucoup d'autres, la fortune a pris un chemin détourné pour me conduire. Je suis heureux de trouver l'occasion de dire ici quel rôle a joué Würtz dans la démonstration et l'extension des théories microbiennes. Si je n'avais pas eu la bonne fortune d'être son ami et de siéger avec lui au Conseil supérieur de l'Assistance publique, je ne me serais pas mis en rapport avec M. Pasteur. M. Pasteur serait assurément resté un savant de génie, mais il n'aurait probablement jamais eu l'idée d'appliquer son génie à l'étude des maladies.

Nous n'aurions pas, alors, le moyen de prévenir la rage et de mettre un terme à ces épouvantables épidémies charbonneuses qui dévastent et ruinent nos campagnes. Vous devez comprendre, Mesdames, que je ne suis pas peu fier d'avoir initié à la médecine microbienne un savant dont la renommée est allée aux quatre coins du monde.

Mon pansement n'est pas le seul qui repose sur les idées que je viens de développer; mais c'est la doctrine que je viens d'exposer qui domine la chirurgie moderne. Que l'on se serve d'acide phénique, d'iodoforme; que l'on ait recours à l'acide borique ou au sublimé corrosif, la pensée est toujours la même: il y a dans l'air des corpuscules animés, — des microbes, si vous voulez, puisque c'est le nom que leur a donné Sédillot, — ce sont des microbes septiques qui empoisonnent les blessés et ce sont ces microbes qu'il faut arrêter. Je pourrais, Mesdames, m'arrêter ici et vous dire que vous connaissez, dès maintenant, la théorie des *pansements modernes.*

J'insiste encore pour que vous compreniez que la technique d'un pansement m'est moins chère que la doctrine de la production des maladies par les corpuscules de l'air atmosphérique. Permettez-moi d'ajouter (cédant à un sentiment peut-être regrettable) qu'il n'est pas juste d'attribuer à un autre que moi la découverte de la génèse microbienne des maladies.

Ne croyez pas que les chirurgiens modernes sont les premiers qui aient fait des pansements antiseptiques. On faisait de l'antisepsie sans le savoir. Cette *eau d'arquebusade,* dont se servaient les anciens, contenait de l'alcool et des produits de distillation de diverses plantes agissant comme substances antiseptiques. Il y avait aussi certains onguents qui devaient placer les microbes dans de bien fâcheuses conditions (*rires*)... Voyez, par exemple, l'*onguent styrax,* il ressemble beaucoup à la glu dont on se sert pour prendre les petits oiseaux; il doit donc être facile d'y empêtrer des microbes, et je n'imagine pas aisément ces petits êtres jouant et se reproduisant au milieu du styrax. (*Nouveaux rires*).

Par exemple, si je me montre bienveillant à l'égard du styrax et de l'eau d'arquebusade, que je considère comme des substances antiseptiques, je n'en dirai pas autant de la charpie que je condamne de la façon la plus absolue. Nos maîtres nous ont appris à manier la charpie d'une manière élégante, à faire des plumasseaux irréprochables sous le rapport de la forme, mais ces jolis pansements étaient funestes. Pour moi, je suis convaincu que la charpie fait le plus grand mal aux blessés. Je ne sais pas comment on la fait dans le monde, mais je sais comment on la faisait à l'hôpital. Les malades — et souvent les plus sales — étaient chargés de faire de la charpie sur leurs lits; on leur donnait des morceaux de toile qu'ils effilochaient avec un instrument plus ou moins propre; le plus souvent avec leurs ongles sales. Cette charpie, ainsi faite, roulait des journées entières sur les lits avant d'être recueillie ; si bien qu'il m'arrivait souvent, en la voyant ramasser, de songer à la manière dont les valets de chambre nettoient les tapis ; ils ont en effet recours à quelque chose d'analogue à la charpie ; ils prennent du thé, qui a servi à faire une infusion, et maintenant, paraît-il, une autre substance qui agit de la même façon. On répand ces substances sur le tapis, on les y roule et elles ramassent toutes les saletés. De même la charpie enlevait toutes les saletés de la salle et elle était si bien le véhicule du poison, qu'un savant, ayant étudié la composition des poussières de l'hôpital Saint-Louis, constata qu'il y avait des quantités considérables de charpie sur les poutres des salles, pourtant très élevées, et que dans cette charpie on trouvait un grand nombre de globules de pus, que le vent avait portés jusque là, la charpie se chargeant de tout ce qui se trouve à son contact.

Cela m'amène à vous dire ce que je pense de la ventilation qui a été considérée pendant longtemps comme la sauvegarde des blessés. Il n'y a pas plus d'une vingtaine d'années, mon excellent ami, le Dr Gosselin, voulait à toute force qu'on ouvrît toutes les fenêtres des salles, de façon à les soumettre à une ventilation énergique. Eh bien, il suffit de voir les poussières qui couvrent les poutres à l'hôpital Saint-Louis, pour comprendre que la ventilation est le plus sûr moyen de disséminer toutes ces poussières, et de faire que pas un blessé n'échappe à l'infection. Il faut que vous sachiez, en effet, que si des microbes peuvent empoisonner un blessé, ces microbes en engendrent d'autres à leur tour ; qu'il y a de ces germes qui se reproduisent en quantités considérables, de telle sorte qu'ils n'envahissent pas seulement le malade atteint, mais que, se mêlant aux émanations des liquides qui suintent à la surface des plaies et y puisant un génie plus vénéneux, vont infecter les voisins ; c'est ainsi qu'avec la ventilation on peut arriver à empoisonner toutes les salles.

Il faut maintenant que je vous dise quelques mots des autres pansements modernes.

Je ne vous parlerai pas de la manière dont on fait le pansement de Lister. Il faut que vous sachiez, cependant, que les idées théoriques de Lister sont un peu différentes des miennes. Quand le chirurgien anglais connut l'opinion de Pasteur sur les fermentations et qu'il apprit que les corpuscules de l'air sont les agents de la putréfaction, il pensa que le rôle du chirurgien devait être d'empêcher le pus de se putréfier. Il y réussit à l'aide de l'acide phénique.

J'allai de suite plus loin que Lister dont les idées étaient inconnues alors en France. Je compris que les corpuscules de l'air sont des poisons qui produisent l'érysipèle et l'infection purulente. Je le démontrai par mes pansements en filtrant l'air, j'entrevis même que cette théorie des fermentspoisons était destinée à prendre une grande extension. Dès 1874, dans le travail que je communiquai à l'Institut, je disais : « Il est infiniment probable qu'un jour viendra où l'on découvrira que toutes les maladies contagieuses sont d'origine et de nature microbienne. » Cette hypothèse s'est si bien réalisée que maintenant on voit partout (je crois un peu trop) des maladies microbiennes.

Je n'insiste pas, je le répète, sur le pansement de Lister, vous le connaissez.

Un chirurgien qui portait le même nom que moi, Jules Guérin, avait soutenu une opinion qui paraissait avoir une certaine analogie avec la mienne, mais qui, quoi qu'il prétendît, en différait essentiellement. Il disait que l'air s'oppose à la cicatrisation des plaies. C'en était assez pour qu'il cherchât à démontrer que nous avions dit la même chose. Il ne me fut pas difficile de lui prouver qu'il avait commis deux erreurs : la première, en revendiquant ma découverte; la seconde, en soutenant que l'air peut nuire aux plaies. Jamais Jules Guérin n'a eu l'idée de faire un pansement ressemblant au mien, de près ou de loin, et pourtant j'ai, parfois, le chagrin de rencontrer des gens du monde qui le croient l'inventeur du pansement ouaté. On m'a même assuré que j'ai été ainsi dépouillé, au bénéfice de mon homonyme, dans un manuel consacré aux garde-malades.

Ce n'est pas l'air qui est nuisible aux plaies, mais bien les poussières, les microbes dont il est le véhicule. Bouisson, qui fut doyen de la Faculté de Montpellier, jusqu'au jour où il consentit à être député, a même prétendu guérir ses blessés en les soumettant à une ventilation continue.

Je pense qu'en agissant ainsi on s'oppose à ce que les microbes se déposent sur les plaies. Cela a été souvent répété depuis, et il est parfaitement reconnu maintenant que l'air n'est pas nuisible. Cependant, je tenais à appuyer ma réponse d'une preuve irréfutable, et, à l'Hôtel-Dieu, je répétai plusieurs fois l'expérience suivante : le pansement ouaté ayant été appliqué, je m'efforçais de faire arriver l'air sur les plaies à l'aide d'un soufflet dont je me servais pendant plusieurs minutes pour répondre à ceux qui disaient que je ne faisais que de l'occlusion.

Jamais cette pratique n'a donné aux blessés un degré de chaleur, ni une pulsation de plus. Il est donc bien démontré que l'air filtré ne peut causer aucun dommage. On m'objectait que l'air ne pouvait pas traverser l'épaisse couche de ouate que j'employais. A ma demande, M. le docteur Riban, directeur du laboratoire de chimie à la Sorbonne, fit l'expérience suivante : ayant bourré un long tube de verre avec de la ouate, il fit dégager un gaz inflammable à l'une des extrémités et il présenta à l'autre une allumette enflammée. Aussitôt le gaz s'enflamma, il avait donc traversé.

Cette expérience a plus tard, été répétée par M. Pasteur devant l'Académie de Médecine.

Bien que je considère mon pansement (pansement ouaté) comme supérieur à tous les autres, je sais pourtant reconnaître qu'il a un défaut; il faut qu'il soit appliqué par une personne expérimentée. J'ai remarqué qu'il est souvent fait d'une manière défectueuse. Il faut l'avoir pratiqué un certain nombre de fois pour bien comprendre son mécanisme, son utilité, et s'apercevoir combien il est aisé de le mal faire.

J'ai dit, au commencement de mes recherches, qu'il fallait une très grande quantité d'ouate, qu'il en fallait *trop* et j'ai eu tort. Je me suis aperçu que beaucoup de chirurgiens, suivant mon conseil à la lettre, employaient un excès de ouate et ne pouvaient plus alors exercer convenablement la compression qui n'est efficace qu'à la condition de serrer assez pour que la ouate s'applique exactement sur la peau — car il ne faut pas seulement qu'elle s'applique sur la plaie, mais encore sur une assez grande étendue du membre — sans cela, on n'obtient pas une compression convenable.

Or, si la compression est insuffisante, à la suite des mouvements que fera le blessé ou qui lui seront communiqués, le pus formé viendra apparaître à l'extrémité supérieure du membre ; une communication s'établissant avec l'air extérieur créera un chemin ouvert pour les microbes.

Je ne puis pas vous faire ici la technique des pansements; vous devez vous apercevoir, du reste, que je tiens bien plus à l'idée qui m'a amené à l'instituer qu'au pansement lui-même. On peut très bien parler, à l'étranger, des pansements de Lister ou de tels autres chirurgiens, mais on ne peut pas dire que l'idée-mère de tous ces pansements ne soit pas française. Ce n'est pas, en effet, parce que l'on empêche la fermentation du pus que l'on guérit les blessés; on les préserve de l'empoisonnement qui constitue l'infection purulente, en détruisant les microbes de l'air ou en les empêchant d'arriver jusqu'aux plaies. La génération des maladies par les microbes, voilà l'idée sur laquelle repose toute la thérapeutique chirurgicale de notre époque.

Après les grandes guerres du premier empire, bien que vaincue la France étant restée glorieuse, les savants du monde entier accouraient chez nous. Maintenant que l'on nous considère comme une nation épuisée, on a grand peine à nous rendre justice. Ces mauvais sentiments règnent en Allemagne, plus qu'ailleurs. On doit nécessairement y préférer l'acide phénique à la ouate. J'eus pourtant, un jour, la satisfaction d'apprendre que l'empereur Guillaume ayant été blessé dans les rues de Berlin, on lui appliqua le pansement ouaté. Il est vrai que l'on eut le grand soin de se servir de ouate *salicylée*, comme s'il importait que la ouate soit salicylée, hydrophile etc., l'important est qu'elle soit propre. Un jeune chirurgien, écrivant dans le xix° siècle, fit remarquer que l'empereur d'Allemagne devait la vie à une méthode qu'inventait un chirurgien français pendant que ce même empereur brûlait Paris. (*Applaudissements*).

Dans mon pansement, il y a plusieurs choses à considérer: j'ai insisté sur son efficacité à préserver la plaie du contact des microbes. Je viens de vous dire un mot de la compression qui joue aussi un grand rôle dans la rapidité et la sûreté de la guérison. Vous allez le comprendre: vous n'êtes pas sans avoir entendu parler du moyen que l'on emploie pour faciliter la circulation chez les gens qui ont des varices aux jambes: on exerce une compression douce à l'aide d'un bas élastique et quand ce bas est bien fait, la circulation se faisant plus facilement, les malades cessent de souffrir. Cette compression douce ne joue pas un rôle moins important dans le traitement des plaies. Vous le comprendrez facilement s'il vous arrive de voir dépanser un blessé soumis à la compression par le pansement ouaté. Le membre qui a été comprimé est comme desséché; le sang y circule facilement, mais il ne peut pas stagner dans les vaisseaux. Ce qui explique la suppression de tout phénomène inflammatoire.

Cet état d'un membre qui a été pansé à la ouate frappe d'étonnement les personnes qui voient des blessés soignés par ma méthode. Le chirurgien en chef de l'armée prussienne Esmarch, étant venu à Paris au moment de l'Exposition, me fut présenté par le chirurgien en chef de l'armée anglaise. Il a imaginé un mode de compression qui nous rend les plus grands services; quand nous voulons ne pas être gênés par le sang pendant une opération, nous avons recours à la bande d'Esmarch, que nous appliquons sur tout le membre sur lequel on doit opérer ; nous l'appliquons après avoir eu la précaution d'élever l'extrémité du membre pour faire refluer vers le cœur la plus grande quantité possible du sang qui sort abondamment sous le couteau, quand on n'a pas pris cette précaution. Quand on l'a prise, on peut opérer presque comme sur le cadavre. On fait ainsi ce que l'on appelle l'*ischémie*.

Quand le chirurgien allemand observa un de mes blessés, que j'avais dépansé devant lui : « Vous faites, me dit-il, comme moi ; vous faites de l'ischémie! » — « Oui, lui répondis-je, mais je suis sûr de ne pas avoir de gangrène; ce qui ne pourrait manquer d'arriver si on laissait la bande de caoutchouc appliquée plus de quelques minutes. »

Il n'y a pas seulement dans notre pansement le filtrage de l'air et la compression, il y a encore l'*incubation*.

Elle avait déjà été employée pour le traitement des plaies. J'étais, à cette époque, externe à l'Hôtel-Dieu dans le service de M. Breschet, lorsqu'un médecin viticulteur très ingénieux, M. Guillot, vint faire, à ce sujet, des expériences sur les blessés.

Il les mettait dans un appareil où la température était maintenue à peu près au degré nécessaire pour les appareils à éclosion artificielle. Les expériences de M. Guillot ne réussirent pas, parce qu'elles ne reposaient que sur l'utilité d'une température constante, sans mettre les plaies à l'abri des impuretés de l'air. Il n'en est pas moins vrai que cette incubation est d'une grande utilité et je la regarde comme une des conditions qui contribuent à la prompte guérison des blessés.

Je dis que la température constante joue un grand rôle dans le traitement des plaies, et j'ajoute que cela a été démontré par des expériences très ingénieuses faites en 1873 par un jeune médecin, M. Georges Martin. Il y a un médecin de ce nom qui est sénateur, mais ce n'est pas celui-là.

M. Georges Martin, élève de Claude Bernard, cherchant a démontrer que des lambeaux de peau peuvent reprendre, quand ils sont restés longtemps séparés du corps, prenait un morceau de peau sur un lapin, en enlevait la graisse, et mettait ce morceau de peau dans un cornet qu'il portait dans sa poche. Au bout de douze ou de vingt-quatre heures, il essayait de l'appliquer à un autre animal et voyait que ses expériences ne réussissaient pas, ce qui ne doit pas vous étonner; mais ce qu'il y a de curieux dans ces expériences, c'est que, si M. Martin réappliquait ce lambeau de peau qui était resté longtemps séparé du corps auquel il avait appartenu, la réunion immédiate était assurée, pourvu que l'on recouvrît la plaie d'un pansement ouaté.

Cette expérience souvent répétée prouve que la chaleur, loin d'être dangereuse pour les blessés, favorise la guérison des plaies.

Ces expériences ont été faites dans le laboratoire de Claude Bernard; c'est déjà suffisant pour que l'on ne doute pas de la rigueur et de la précision qui y ont présidé. Pour moi, elles ont une valeur incontestable, parce que je connais l'esprit scientifique de leur auteur qui, n'étant pas mon élève, n'a pas été influencé par moi. En apportant un argument à l'appui de mes idées, il n'a été mû que par la rigoureuse observation de l'école à laquelle il appartient.

Ce n'est pas tout; il y a encore d'autres conditions qui favorisent la guérison des plaies. Vous comprenez, Mesdames, que lorsque l'on veut souder deux fragments l'un à l'autre, il faut, de toute nécessité, qu'ils soient maintenus dans une constante immobilité. Si l'un des deux remue, la soudure se fera irrégulièrement; ce sera bien plus malheureux encore, si l'on imprime des mouvements aux deux fragments. Pour les plaies, l'immobilisation de leurs bords, et surtout celle des fragments d'os, est bien autrement importante.

Si, au lieu d'être ambulancières aujourd'hui, vous l'aviez été en 1870, votre sensibilité eût été mise à une cruelle épreuve. Vous ne pouvez que difficilement vous faire une idée du spectacle d'un premier pansement après une amputation. On le faisait ordinairement au bout de quarante-huit heures, quelquefois après vingt-quatre heures, quand les chairs pantelantes étaient secouées par les mouvements involontaires du moignon que les aides ne pouvaient immobiliser. Les aides et le lit du blessé étaient aspergés par le sang qui suintait sous la pression des mains. Ajoutez à cela les plaintes et les cris des malades, et vous vous représenterez d'une manière incomplète la scène du premier pansement, pendant lequel les lambeaux de la plaie étaient tiraillés en tous sens.

Avec le pansement ouaté on ne touche plus à la plaie avant l'époque où l'on est en droit de supposer qu'elle est guérie. Mais pour obtenir une guérison prompte, il est indispensable, comme je vous le disais il y a un instant, que l'immobilisation de tous les éléments qui tiennent de près ou de loin aux parties blessées, soit assurée d'une manière invariable. Il n'y a, je crois, que mon pansement qui puisse mettre un malade amputé, une fracture compliquée de plaies, dans ces conditions si favorables à la guérison. C'est pour cela que la réunion immédiate, ou par première intention est la règle après les plus grandes opérations. Je pourrais compter les cas rares où, après une amputation de la totalité du sein, par exemple, les malades n'ont pas été guéris en moins de huit jours.

Cette immobilisation n'est, dans aucun cas, plus utile que lorsqu'un membre a été fracturé par un projectile qui a fait une large plaie. Avant que nous eussions les moyens antiseptiques divers qui permettent d'obtenir la guérison dans les conditions les plus défavorables, la règle était de procéder à l'amputation. On donnait ainsi au malade de plus grandes chances de salut, et l'on mettait fin aux affreuses douleurs produites par les fragments d'os qui s'entrechoquaient et blessaient incessamment les parties molles. Avec le pansement ouaté, on emballe la plaie comme s'il s'agissait de l'objet le plus précieux et le plus fragile, de manière à ce que tout mouvement devienne impossible. Je parle du mouvement des os cassés, des parties molles coupées ; tout cela fait une masse, un tout indivisible.

Le membre fracturé est ainsi mis dans des conditions merveilleusement favorables à la guérison, d'autant plus que, immédiatement après, la douleur disparaît pour ne plus revenir, quels que soient les chocs imprimés au membre.

Si vous savez bien appliquer le pansement ouaté aux blessés ayant eu la jambe cassée par un projectile, vous serez bénies, car vous les mettrez à même d'être transportés dans les chariots les plus durs, même dans une charrette ou sur le caisson d'un canon. Vous comprenez, Mesdames, combien le transport des blessés devient facile. Il n'y aura plus d'encombrement et les malades qui désireraient recevoir les soins de la famille rentreront chez eux sans souffrances et sans avoir besoin d'un chirurgien, puisqu'un pansement bien fait doit rester appliqué jusqu'à complète guérison.

Quand vos professeurs de pansement vous apprendront la technique du pansement ouaté, ils vous diront qu'il y a deux manières de le faire : s'il s'agit d'une amputation ou d'une plaie, par instrument tranchant, qui permette de compter sur une réunion immédiate, vous commencerez par laver la plaie avec une solution phéniquée à 5 pour cent ; puis ayant bien affronté les bords de la plaie, et les ayant réunis par une suture, vous envelopperez le membre avec une couche épaisse de ouate que vous maintiendrez à l'aide de bandes qui, d'abord, affaisseront mollement la ouate et finiront par la serrer de manière à assurer l'ischémie du membre et l'immobilisation de toutes les parties qui ont été momentanément séparées par la blessure. Quand, au contraire, les chairs ont été contusionnées, quand il n'est pas possible d'espérer une réunion immédiate, il faut agir autrement. Je recommande surtout de placer de la ouate autour des os qui sont exposés à l'air. Pour cela, vous commencez par mettre de légers flocons de ouate entre eux et les parties molles pour soustraire celles-ci à la déchirure que les pointes ou aspérités osseuses ne manqueraient pas de produire. Ces pointes deviendraient encore un danger, même après leur immobilisation par le pansement ouaté, puisque la compression les ferait pénétrer dans les chairs.

C'est pour cela que je me suis servi de l'expression : *emballage*. C'est la sagacité et l'adresse du panseur qui seront le meilleur guide pour prévenir l'accident sur lequel je tenais à appeler votre attention. Les os ayant été entourés d'ouate, on remplit le reste de la plaie, sans chercher à rapprocher les bords, puis la totalité du membre est enveloppée comme nous l'avons indiqué pour la réunion par première intention.

J'ouvre ici une parenthèse pour vous dire que, malgré le soin apporté à l'application des dernières bandes qui doivent finir par exercer la compression de toute la partie enveloppée, il est indispensable d'ajouter une ou deux bandes, deux jours après le pansement, sans toucher à celles qui ont d'abord été appliquées, parce que la ouate, quoique douée d'une grande élasticité, ne tarde pas à céder dans une certaine mesure. Ce n'est qu'à cette condition que le pansement sera efficace.

Il ne suffit pas qu'un chirurgien guérisse les blessés, il doit s'efforcer de les soustraire à la douleur. Rien n'est plus facile, au moyen du pansement ouaté.

Vous le comprendrez facilement, si vous vous rappelez qu'il met les plaies à l'abri des poussières que je vous montrais tout à l'heure, dans un rayon de soleil; que la compression produit l'immobilisation et s'oppose au déplacement du pansement et qu'enfin l'*ischémie* du chirurgien allemand ne permet pas aux tissus de subir l'engorgement et l'inflammation.

Il est impossible que l'on ne tienne pas compte de cette condition où se trouvent les blessés, quand ils peuvent, sans la moindre douleur, supporter les transports dans les chariots les plus primitifs.

Quelques chirurgiens militaires ont eu l'idée de chercher quelque chose qui pût remplacer la ouate; il est, à ce qu'il paraît, bien difficile de se contenter de ce qu'un autre a fait. Dans une session du congrès de chirurgie, nous avons eu ce triste spectacle. Ils ne pensaient pas, ces jeunes médecins, que ce n'est pas tout que de prévenir l'infection purulente quand on fait des pansements de chirurgie d'armée ; il faut aussi mettre les blessés dans les conditions les plus favorables à leur transport. Je ne crains pas de dire que, dans la prochaine guerre, il faudra bien faire taire les mesquins sentiments d'envie et se résigner à l'application du pansement ouaté, tel qu'il a été institué.

J'ai été à même de faire voir à un illustre homme de guerre ce que l'on peut faire pour les blessés.

Lors de l'inauguration du nouvel Hôtel-Dieu, M. le maréchal de Mac-Mahon, alors président de la République, voulut voir les blessés pansés par ma méthode, et j'en fus avisé par le directeur. J'avais justement, à ce moment dans mes salles, une femme qui avait été amputée quarante-huit heures auparavant. J'amenai mon visiteur auprès du lit de cette femme, et je lui dis : « Je vais vous prouver que mes blessés ne souffrent pas », — et en même temps, je donnai un grand coup de la main sur ce qui restait du bras de la malade; elle se mit à rire. — Je vous en prie!.... s'écria le Maréchal. — Je pris alors le bras de la malade, je l'élevai et le laissai retomber, elle riait toujours. Je lui demandai si elle souffrait, elle me répondit qu'elle ne ressentait pas la moindre douleur. « Vous pouvez faire la guerre, dis-je alors au Maréchal, et je vous réponds que vos blessés n'auront plus rien à craindre, si on les jette dans de mauvaises charrettes. »

Quelques jours après, le Président alla faire une tournée en Normandie et M. le général de Broye, qui était son officier d'ordonnance m'écrivit : Je suis heureux de pouvoir vous dire que le Maréchal n'est pas entré, au cours de sa tournée, dans un seul hôpital sans demander si l'on pratiquait votre pansement. (*Applaudissements répétés*).

Les avantages de ma méthode ont été constatés dans un travail important de M. Védrènes, inspecteur du service de santé, qui lui a donné la préférence sur tous les autres pansements. Nul témoignage ne pouvait m'être plus agréable, parce que j'ai été à même d'apprécier le mérite de ce distingué confrère.

Je me résume : filtrage de l'air, compression élastique, incubation, immobilisation, rareté des pansements, voilà ce qui constitue ma méthode. On guérit d'ailleurs par tous les pansements qui reposent sur la méthode antiseptique, soit que l'on ait recours au pansement de Lister, au mien, ou à tout autre du même genre. Mais je tiens à répéter qu'il n'en est aucun qui, au point de vue de la chirurgie d'armée, puisse être comparé au pansement ouaté.

Je n'entreprendrai pas de vous indiquer toutes les substances auxquelles on a eu recours. On a beaucoup vanté la tourbe. Je ne sais vraiment pas pourquoi, car la tourbe est remplie d'impuretés de toute nature et de microbes nombreux. Je crois, d'ailleurs, que ce système est un peu abandonné. Pendaut la guerre, les Américains avaient eu recours à un pansement qui n'était pas mauvais ; je l'avais employé aussi et j'avais eu à m'en louer ; mais, nous ne connaissions pas la véritable théorie de la guérison, nous ne faisions que de l'empirisme insuffisant. On employait, dans ce système, de la filasse goudronnée que l'on faisait avec des câbles de marine recouverts de goudron, on les détournait, on les effilochait et l'on avait ainsi de la filasse imprégnée de goudron, et douée d'une odeur aromatique qui, certainement, jouait un rôle comme antiseptique. En 1870, les Américains pratiquèrent beaucoup ce pansement, et en tirèrent, je le répète, très bon parti.

On a inventé encore beaucoup d'autres moyens, mais tous reviennent à la même idée que je viens de développer.

Je ne vous ai pas appris à appliquer le pansement ouaté, mais je vous en ai fait la théorie, je vous ai parlé des différents pansements, et c'est tout ce que vous pouviez attendre de moi. (*Applaudissements*).

Je tiens pourtant à vous dire quelques mots des brûlures, qui sont souvent des accidents observés pendant la guerre : il y a bien longtemps que l'on a, pour la première fois, eu recours au coton pour panser une brûlure : un jour, un nègre tomba dans une chaudière pleine de sucre en fusion. On le retira de là en si piteux état, qu'il fut considéré comme mourant. On le jeta sur une balle de coton et l'on n'y pensa plus. Quand il revint à lui, il se roula instinctivement dans le coton et ses douleurs devinrent supportables. Bref, il guérit. On conclut de ce fait que le coton est le remède spécifique des brûlures! Ce moyen, tant qu'il resta empirique, fut successivement adopté et abandonné. Maintenant nous savons comment on doit panser pour guérir les brûlures, mais ce que tout le monde ne sait pas, c'est que le pansement ouaté est le seul moyen qui permette de lutter contre la rétractilité des cicatrices auxquelles sont dues les difformités qui sont la conséquence des brûlures. On dit que c'est le fait de la rétraction du *tissu inodulaire*. Ce tissu qui est destiné à remplacer la partie détruite tend toujours à se rétracter. Si vous avez vu des personnes ayant eu des brûlures au visage, vous avez pu constater qu'elles ont les paupières renversées et incapables de se rapprocher ; les yeux restent ouverts et leur globe est exposé à toutes les injures extérieures.

Si la brûlure atteint la main, les doigts se ferment sur la paume de la main, et aucune force ne peut lutter contre cette rétractilité du tissu succédant à une brûlure. J'ai prouvé que mon pansement remédie à cet horrible accident consécutif des brûlures.

Maintenant que j'ai fini, permettez-moi de vous dire que je crains que votre œuvre ne rende pas tous les services que votre dévouement et votre savoir permettent d'espérer.

M. le Dʳ Duchaussoy. — Ah! par exemple! (*Rires*).

M. le Dʳ Guérin. — C'est mon expérience qui m'inspire cette crainte, et si j'avais été ministre de la guerre, je ne sais si j'aurais autorisé votre Société. Certainement, vous donnerez aux blessés les soins les plus intelligents, mais ils se trouveront si bien dans vos ambulances, qu'ils ne seront pas pressés de reprendre le fusil.

Ayant goûté les délices de Capoue, ils ne voudront plus vous quitter. Mais, en vous parlant de mes craintes, je dois prendre garde de faire comme vos blessés. Je vous demande donc d'arrêter là cette Conférence déjà bien longue. (*Applaudissements prolongés*).

M. le Dʳ Duchaussoy. — Il y a trois ans, Mesdames, vous avez eu la bonne fortune d'entendre, comme aujourd'hui, un des maîtres de la science, M. le Dʳ Villemin qui avait découvert le premier la contagiosité de la tuberculose pulmonaire ; il vous a fait une Conférence sur les maladies contagieuses et sur les moyens d'éviter la contagion.

Il y a deux ans, vous avez pu entendre à Menton le grand initiateur, M. Pasteur, vous exposer ses théories et les conséquences qui en découlent.

Aujourd'hui, un des Pères de la science, je puis le dire, vient de vous exposer les découvertes qu'il a faites. C'est un grand, un très grand honneur pour nous, et vous voyez que M. le Dʳ Guérin a bien compris l'utilité de l'*Association des Dames françaises*, puisqu'il a tenu à se joindre aux deux hommes dont je viens de rappeler les noms. (*Applaudissements*).

Vous avez donc entendu aujourd'hui la science parler par la bouche de M. le Dr Guérin ; dans huit jours vous entendrez l'abnégation, le courage et le dévouement parler par la bouche de Mme Cahen, qui doit vous faire, elle aussi, une Conférence.

Je vous donne donc rendez-vous à vendredi prochain, et je vous convie toutes, Mesdames, à vous y rendre. (*Nouveaux applaudissements*).

AMIENS. — TYPOGRAPHIE DELATTRE-LENOEL.

www.ingramcontent.com/pod-product-compliance
Ingram Content Group UK Ltd.
Pitfield, Milton Keynes, MK11 3LW, UK
UKHW031708170726
13836UKWH00001B/119